谭明英 主编

静脉采血检测
知识
问答

U0384466

四川大学出版社

责任编辑:高庆梅
责任校对:龚娇梅
封面设计:墨创文化
责任印制:王 炜

图书在版编目(CIP)数据

静脉采血检测知识问答 / 谭明英主编. —成都:
四川大学出版社,2017.3
ISBN 978-7-5690-0443-4

Ⅰ.①静… Ⅱ.①谭… Ⅲ.①静脉-血液检查-问题
解答 Ⅳ.①R446.11-44

中国版本图书馆 CIP 数据核字(2017)第 066124 号

书名		静脉采血检测知识问答
主 编		谭明英
出 版		四川大学出版社
地 址		成都市一环路南一段 24 号 (610065)
发 行		四川大学出版社
书 号		ISBN 978-7-5690-0443-4
印 刷		郫县犀浦印刷厂
成品尺寸		130 mm×210 mm
印 张		2.75
字 数		48 千字
版 次		2017 年 4 月第 1 版
印 次		2017 年 4 月第 1 次印刷
定 价		12.80 元

◆读者邮购本书,请与本社发行科联系。
电话:(028)85408408/(028)85401670/
(028)85408023 邮政编码:610065
◆本社图书如有印装质量问题,请
寄回出版社调换。
◆网址:http://www.scupress.net

静脉采血检测知识问答

主　编　谭明英

副主编　朱传美

编　者　（按姓氏笔划排列）

冯兰英　　代兴容　　傅　蓉

刘蕴兰　　刘艮英　　朱传美

向燕君　　徐梦露　　谭明英

前　言

　　静脉采血检测结果，已成为大众健康体检、疾病诊断与鉴别、治疗效果评价和法医鉴定（如亲子鉴定、伤残鉴定、案件侦破等）的重要依据。鉴于不同的血液检验项目在采血前的准备和采血后的注意事项有不同要求，为了能确保检测结果准确可靠并具法律效力，我们编写了《静脉采血检测知识问答》。本书筛选了四川大学华西医院静脉采血中心实践中常见问题100例，内容包括：静脉采血前患者的饮食、用药、衣着、运动和心理准备，采血后并发症的预防处理，特殊人群静脉采血风险防范，不同疾病初诊、复诊应做哪些血检项目，如何阅读、使用、保存血液检验报告等问题。本书旨在向大众普及静脉采血知识，提高血检者的依从性和风险意识，有效配合血液检验工作。

　　本册子有很强的针对性和实用性，可供大众阅读。

编　者

2016 年 12 月

目　录

静脉采血检测知识问答

1

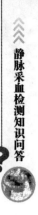

静脉采血检测知识问答

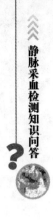

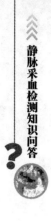

一、血液检测有哪些采血方式？

做血液检测首先要采集血液标本，血液标本可采自静脉、动脉和毛细血管。静脉采血是最常用的采血方法，毛细血管采血主要用于婴幼儿或皮肤严重损伤的患者，动脉采血多用于血气分析。

二、什么是静脉采血？

静脉采血是采集、留取静脉血液标本，其检测结果为临床诊断和治疗疾病提供依据，是血液检测前的必需环节，也是护理工作的一项基本操作技术。在门诊开展优质护理服务，精准、安全、高效的静脉采血是医院追求的重要目标。

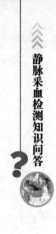

三、什么是末梢采血？

末梢采血是采集肢体末端的血液或耳垂血，多选择手指指腹为采血部位。婴幼儿指腹太小可采足踇趾或足跟血。末梢采血因取血方便、简单易行，适用于少数急诊血液检测项目。

四、静脉采血与末梢采血检测血糖结果有何不同？

1. 静脉采血

其标本是分离去除红细胞后的血浆，受影响因素小。静脉血糖虽耗时 2 小时以上才出检验结果，但所测结果更为稳定，为确诊糖尿病提供了依据。

2. 末梢采血

如手指血糖，其标本为指尖毛细血管全血，有较复杂的血液成分，有静脉血、动脉血、淋巴液、组织液，且受皮肤温度、厚度，针刺的深度，挤压力大小等因素影响。手指血糖可用于门诊糖尿病筛选、普查，糖尿病患者自我血糖水平的反复监测，具有简便、快速、安全的特点，对于指导糖尿病患者的饮食、运动和治疗有一定的价值。

五、血液检测有哪些临床价值？

随着生活水平的提高，人们的健康意识不断增强，越来越多的人选择定期健康检查，静脉采血是健康体检中的常规项目。医生可将血液检测结果、相关检查报告与临床症状和体征相结合以诊断疾病。某些疾病在治疗过程中需定期进行血液检测，为医生评价治疗效果提供依据，以调整和制订更为有效的治疗方案。由此可见，血液检测对疾病有预防、诊断、治疗的临床价值。

血液检测中的血型鉴定和 DNA 检测结果已广泛用于亲子鉴定，海难、空难和地震等自然灾害后的遗体辨认，具有法医学、生物学和遗传学价值。

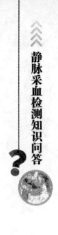

六、常用的血液检测项目有哪些？

目前，四川大学华西医院血液检测项目分为 8 类，共有三百多项。①生化检测：如肝、肾功能，血脂，血糖，电解质，等等；②激素检测：如甲状腺激素，性激素，胰岛素相关检测；③临床血液学检测：如血常规，红细胞沉降率（血沉），凝血常规，等等；④临床微生物检测：如细菌，病毒，支原体，衣原体和寄生虫检测，等等；⑤临床免疫检测：如免疫球蛋白，类风湿因子，T 细胞亚群，肿瘤标志物，变应原（过敏原），等等；⑥临床药理检测：如环孢素血药浓度，他克莫司（普乐可复）血药浓度，等等；⑦临床分子检测：如乙肝、丙肝病毒高精度载量分析，融合基因检测，等等；⑧输血前检测：如血型，血型单特异性抗体鉴定，等等。

七、什么是全血、血清和血浆标本？各有什么用途？

运用不同的方法将静脉血样处理成全血、血清和血浆标本，分别用于不同的血液检测项目，具有不同的临床价值。

1. 全血标本

全血标本指将人体内血液采集到抗凝试管内所形成的混合物，包括血细胞和血浆中的所有成分。多用于血常规、血沉等项目的测定。

2. 血浆标本

血浆标本指全血经抗凝处理后，通过离心获得的不含细胞成分的液体，是血液的重要组成部分，呈淡黄色。多用于凝血等项目的测定。血浆的成分中，除 90%～92% 的水外，溶质以血浆蛋白为主，包括白蛋白、球蛋白和纤维蛋白原三类。

3. 血清标本

血清标本指血液凝固后，分离出的淡黄色透明

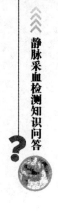

液体。血清与血浆的最大区别就是其中不含有纤维蛋白原。其主要为人体提供基本营养物质、激素、各种生长因子、结合蛋白、促接触和伸展因子，使细胞贴壁免受机械损伤。多用于血液生化、免疫等项目的测定。

八、静脉采血为什么首选上肢静脉？

静脉采血有多个部位可供选择，如上肢的肘部、前臂、手背，下肢的足背部，等等。临床上静脉采血首选上肢静脉，因为上肢的皮肤薄而柔软，手臂伸直后，上肢静脉突起，易于穿刺和固定针头，不易因进针过深导致皮下淤血；且上肢静脉末梢神经不丰富，穿刺时患者疼痛感轻；采血完毕后，便于患者压迫止血。一般人右手活动频率较左手高，血管充盈程度较好，所以右上肢多为静脉采血首选。选择血管还要考虑患者的年龄、身体等实际情况。

九、为什么乳腺癌术侧上肢不能采血？

乳腺癌根治术的切除范围包括：患侧整个乳房、周围皮下脂肪组织、腋淋巴结和锁骨上下淋巴结。由于患者患侧上肢淋巴系统受到破坏，来自臂部的淋巴回流不畅或头静脉被结扎，造成蛋白质聚积于组织中，使渗透压升高，吸收水分而易引起患者侧上肢水肿。乳腺癌手术后的患者短期内患侧上肢末梢循环还没有恢复，采血后易发生水肿、疼痛、感染等并发症，所以不建议在乳腺癌术侧上肢采血。

十、为什么输液侧上肢不宜采血？

输液是通过静脉滴入大剂量（一次给药在100 ml 以上）的注射液，常用的有电解质溶液、胶体液类、营养液类，这些物质对血液检测结果都有一定程度的影响，如肌酐、尿素、氯等明显降低，血糖、尿酸、钾明显升高。所以静脉采血不宜选择正在输液的上肢。

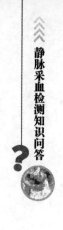

十一、患者注射 CT 造影剂后可以静脉采血吗？

不可以。

CT 造影剂是含非离子型碘制剂，如碘海醇（欧乃派克）、碘比醇、碘帕醇等。这些含碘造影剂通过静脉注射进入人体，可在短时间内充盈血管，并沿着血管走行和分布范围弥散到人体的各个器官、组织，使其密度增高，经肾脏排泄。临床上在应用碘制剂过程中，有个别病例出现过敏现象。为了避免造影剂对血液检测结果的干扰和增加不良反应的发生，建议患者在有 CT 造影和血液检测项目时，先采血后做 CT 造影。

十二、为什么婴幼儿采血难？

婴幼儿的四肢静脉血管细、血液分布少、充盈度较差，加之婴幼儿因恐惧"白大褂"而不合作，等等，致使婴幼儿静脉采血难度大。因此，婴幼儿采血对护理工作人员穿刺技术要求高。

十三、为什么老年患者和慢性病患者采血难?

　　老年患者随着年龄的增长,各项生理功能都有不同程度的衰退,其血管也会出现退行性改变,弹性差、滑而脆;慢性病患者多消瘦,血管壁厚而硬,不易固定。故老年患者和病程长的慢性病患者,静脉穿刺难度大。

十四、为什么肿瘤患者采血难?

　　肿瘤患者,特别是正在接受化疗的肿瘤患者,由于抗癌药物对血管的刺激及长期反复穿刺发生的静脉炎症,使原本弹性好、粗大的静脉管壁变硬,管腔变细、变窄,易滑动,严重者出现血管闭塞,给静脉采血带来一定难度。患者接受化疗次数越多,静脉穿刺的难度越大。

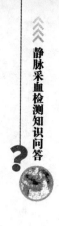

十五、为什么肥胖、水肿患者采血难？

由于饮食结构和不良生活方式，目前我国肥胖人群呈逐渐增多的趋势。肥胖患者皮下脂肪较厚、静脉较深且不明显，即使能摸到，也较难穿刺成功。水肿患者皮下组织液积聚、皮肤肿胀，致使血管位置较深，从皮肤表面不易触及，因而加大了静脉采血的难度。

十六、患者如何配合做好静脉采血？

1. 一般要求

患者在采血前 24 小时内应避免剧烈运动、饮酒、抽烟，不宜改变饮食习惯和睡眠习惯。静脉血标本采集最好在起床后 1 小时内进行。采血时间以上午 7 时至 9 时为宜。门诊患者静坐 15 分钟后再采血。

2. 采血时间

血液有些成分日间生理变化较大，因此应规定相对固定的采血时间，一般以清晨空腹抽血为宜（急诊项目除外）。

3. 患者体位

血液有些成分存在体位（立位、坐位、卧位）之间的差异，如醛固酮（ALD）卧位与立位的检测值就有区别。为减少这种影响，患者的体位应相对固定。一般采用坐位。

4. 情绪与运动

激动的情绪或激烈运动都会影响血液成分浓度的变化，如其可以影响神经－内分泌功能，影响呼吸系统功能，使乳酸升高。有研究结果指出：患者处于激动、兴奋、恐惧状态时，可使血红蛋白、白细胞增高。因此，采血的当晨，患者不宜做剧烈的运动，避免情绪激动。

5. 输液

由于输液会影响血液成分，故规定应在患者输液的另一侧手臂采血。

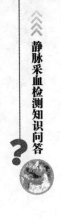

6. 生活方式

烟、酒、咖啡，以及高脂、高糖饮食，可使血液中某些成分高于正常，需与一般病理情况相区别。

7. 生理差别

妇女的妊娠期、月经期血液成分有一定的生理变化。

8. 衣着

采血当天要穿纯棉、宽松的衣服，若穿袖口过紧或不易穿脱的衣服，采血后很容易压迫血管，使血液回流受阻，血液从血管穿刺点处溢出，可形成皮下淤血或血肿。

十七、为什么采血时有人会晕针、晕血？

晕针和晕血在患者采血过程中时有发生。个别患者在静脉采血时出现头晕、心慌、恶心、冷汗、面色苍白、四肢厥冷甚至突然意识丧失等。其主要原因有以下几种。

1. 心理因素

患者在接受穿刺时有恐惧、疑虑、紧张的心理。

2. 体质因素

患者在空腹或饥饿状态下进行静脉采血。

3. 环境因素

采血处人多嘈杂、空气不流通,闷热,气候干燥。

4. 体位因素

患者坐姿或站姿不适。

5. 疼痛刺激因素

痛阈较低者或反复多次穿刺失败者容易出现晕针、晕血。

总的来说,发生晕针、晕血往往不是单一因素引起的,多为综合原因。

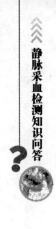
十八、采血后怎样压迫止血？

　　皮肤穿刺点与皮内血管穿刺点不在同一点上，如只按压皮肤穿刺点而忽略了血管穿刺点，血管穿刺点会不断渗血，造成局部血肿和皮下淤血。因此，采血完毕拔针时，在采血针头拔出皮肤瞬间将消毒棉签沿血管向心方向纵向压迫进针点及其上方0.5 cm 处（即同时按压皮肤针眼和血管针眼）止血。嘱咐患者保持前臂肘部伸直状态，按压时不可来回揉搓（即只压不揉），按压时间以 5～10 分钟为宜，可以有效地减少穿刺处皮下淤血和血肿的发生。有凝血功能障碍者，应持续按压 30 分钟以上，此后仍需密切观察穿刺部位是否渗血。采血后 24 小时内采血侧肢体不可进行剧烈活动。

十九、静脉采血后常见的并发症有哪些？

　　静脉采血后常见的并发症：

　　（1）皮下淤血或血肿。

（2）晕针、晕血。

（3）局部感染。

（4）神经痛。

其中，以皮下淤血或血肿多见。

二十、怎样预防采血后皮下淤血或血肿？

（1）采血护士在操作前应做好充分解释和指导。嘱患者脱下袖口过紧的衣物，避免采血点上方袖口过紧；告知患者采血后正确的压迫止血方法和采血侧肢体24小时内避免剧烈活动，以免血管穿刺点渗血，形成皮下淤血或血肿。

（2）对周围静脉显露不明显、血管痉挛以及穿刺困难者，可采用局部热敷的方法，使局部组织温度升高，从而使血管扩张、静脉充盈，以改善血液循环。尤其是循环差、静脉塌陷导致穿刺困难的患者，配合热敷法，有助于提高穿刺的成功率，减少皮下淤血或血肿的发生。

（3）有出血倾向或恶病质的患者，由于血液成分改变，血管脆性大，凝血功能差，拔针后应告知患者延长按压止血的时间，以减少局部发生皮下淤血的机会。

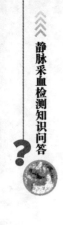

（4）穿刺宜选择粗、直、充盈和弹性较好的静脉，力求做到一针见血，避免反复穿刺对血管壁的损伤。

二十一、采血后发生皮下淤血或血肿的原因有哪些？

（1）血管脆性大：患者因患某些疾病导致血管脆性增加；

（2）采血后压迫时间太短；

（3）采血后按压方法不正确；

（4）采血点上方袖口过紧；

（5）采血侧肢体过早用力活动。

二十二、采血后发生皮下淤血或血肿如何处理？

静脉采血后发生皮下淤血或血肿并不罕见，如发生可采取以下措施。

1. 冷敷

血肿形成 24 小时内用冷水湿敷穿刺点周围肿胀处，每 3 至 5 分钟更换一次，持续 30 分钟。冷敷使血管收缩，一方面可减少血液的继续渗出，另一方面可抑制炎性介质的释放，控制局部炎症，减轻渗出部位的肿痛。

2. 热敷

皮下血肿形成 24 小时后改用热敷，可减轻患者的疼痛，加快血肿的吸收。热敷方法基本与冷敷相同。但是要注意控制水温，防止局部烫伤。

二十三、如何预防采血后局部感染？

（1）严格遵守无菌操作，规范皮肤和手消毒行为；

（2）使用合格的采血用物，坚持一人一巾、一带、一持针器；

（3）穿刺前认真选择血管，避开有皮肤感染的部位；

（4）皮肤受油垢污染较严重的患者，采血前最

静脉采血检测知识问答

17

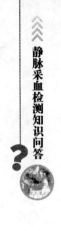

好先用肥皂水洗净穿刺部位，再用消毒剂消毒，减少进针时带入血管的微粒物质；

（5）采血后保持穿刺部位的清洁卫生。

二十四、采血后局部感染有哪些表现？

静脉采血时严格做到皮肤和手消毒，一般不会发生感染。感染时穿刺部位会出现红、肿、热、痛等现象。个别患者会出现全身性症状，如发热、食欲不振等，应及时到医院就诊。

二十五、局部感染应如何处理？

（1）清洁消毒伤口；

（2）局部抗感染治疗；

（3）有发热等全身性症状应立即就诊，根据医嘱口服抗感染药物，必要时静脉应用抗感染药物治疗。

二十六、采血时发生神经痛有哪些表现?

　　静脉穿刺时产生疼痛是不可避免的。由于个体差异,每个人对疼痛的敏感度不一样,所以有不同的反应。有的人对静脉穿刺特别敏感,在皮肤消毒时就出现发抖、出汗、感觉疼痛,以致无法正常进行采血。其实这是局部皮肤神经末梢触觉反应。此时,医务人员可对其进行心理抚慰。真正由于采血刺伤神经造成的神经痛并发症很少。若神经受到刺伤,表现为患者突然感觉肢体发麻,似电流穿过穿刺侧肢体,穿刺处疼痛并向手指处放射,需要止痛、康复治疗。

二十七、采血时发生神经痛如何处理?

　　(1)采血时如果患者疼痛明显,且感觉有过电般疼痛,必须立刻终止操作,重新选择静脉血管进行穿刺。

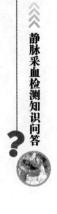

（2）嘱患者尽量少活动穿刺点附近的关节，以免局部因受力影响血液循环，加重局部肿胀，影响神经恢复。

（3）局部可做理疗，交替冷热敷，增加血液循环，促进神经感觉的恢复。必要时可根据医嘱给予维生素 B_1、维生素 B_{12} 肌内注射，口服营养神经药物等。

二十八、静脉采血后会不会引起贫血？

不会。

贫血是指全身循环血液中红细胞总量减少至正常值以下。一般指外周血中血红蛋白的浓度低于患者同年龄组、同性别和同地区的正常标准。由于红细胞容量测定较复杂，临床上常以血红蛋白（Hb）浓度来代替。一般来说人体内的血液大概是人的体重的 8% 左右，也就是说一般 50～60 kg 的人体内有 4000～5000 ml 的血液。患者一次采血量通常在 20 ml 以内，多次采血也不会超过 50 ml，所以不会引起贫血。

二十九、什么是"三大常规"检测?

临床"三大常规"检查包括:小便常规、大便常规和血常规。小便常规能及早了解和发现泌尿系统疾病;大便常规可了解消化道有无细菌、病毒及寄生虫感染,及早发现胃肠炎、肝病,还可作为消化道肿瘤的诊断及筛查手段;血常规检测是临床三大常规检查中最基础的血液检查。

三十、血常规检测包括哪些项目?

血液由血细胞和血浆两大部分组成,血常规检测的是血液的细胞部分。血常规检测项目包括:红细胞、白细胞(分为中性粒细胞、嗜酸性粒细胞、嗜碱性粒细胞、淋巴细胞、单核细胞)、血红蛋白及血小板。通过观察血常规检测结果,可判断或辅助疾病诊断。血常规是医生诊断疾病的常用辅助检查项目之一。血常规检验单上的常用缩写:RBC 代表红细胞,WBC 代表白细胞,Hb 代表血红蛋白,PLT 代表血小板。

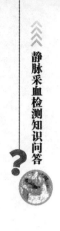

三十一、什么是血色素？

血红蛋白又称血色素，是红细胞的主要成分，能运输氧和二氧化碳。测定红细胞和血红蛋白对临床诊断贫血及鉴别贫血类型具有重要意义。

三十二、术前凝血常规检测包括哪些项目？

为防止患者手术中及手术后发生大出血，患者术前必须做凝血常规检测。检测项目包括：活化部分凝血活酶时间（APTT）测定、凝血酶时间（TT）测定、血浆纤维蛋白原（FIB）测定和血浆凝血酶原时间（PT）测定。PT测定包括国际标准化比值（INR）。

三十三、什么是血沉？血沉的临床意义有哪些？

血沉即红细胞沉降率（ESR），指血液中红细胞沉降的速度，它的快慢与血浆黏稠度，尤其与红细胞间的聚集力有关。红细胞间的聚集力大，血沉就快，反之就慢。健康人血沉的数值波动于一个较狭窄的范围内。

参考范围：男性（<60 岁）<21 mm/h；

男性（≥60 岁）<43 mm/h。

女性（<50 岁）<26 mm/h；

女性（≥50 岁）<38 mm/h。

血沉的临床意义：

（1）血沉增快。见于各种急、慢性感染或非感染性炎性疾病；组织损伤及坏死，如大手术、创伤、心肌梗死等；患恶性肿瘤时因肿瘤组织坏死、贫血、继发感染等因素致血沉增快。其他因素如各种原因导致的贫血、高球蛋白血症、高胆固醇血症等均可引起血沉增快。故血沉增快对诊断并无特异性，但可作为动态观察病情变化、肿瘤良性与恶性鉴别的参考指标。

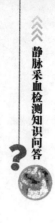

（2）血沉减慢。见于红细胞数明显增多，如真性红细胞增多症；血浆纤维蛋白原明显减低，如弥散性血管内凝血（DIC）等。若与 C 反应蛋白（CRP）同时检测将更有临床价值。

（3）生理性变化。新生儿血沉较慢，以后渐增；运动员、老年人血沉可略快；月经期、妊娠期血沉增快。

三十四、为什么血常规检测不选用末梢血？

血常规检测是临床上最常用的检测项目。随着技术的进步，检查方法越来越先进。采用细胞分析仪实验：静脉血与末梢血的检测结果对比，白细胞、红细胞、血红蛋白、血小板均有明显差异。采用静脉血，血常规检测结果更为稳定，更具准确性；而末梢血血常规检测因受其成分的影响，检测结果不稳定、不准确。故血常规检测应以静脉血为主。

三十五、什么是生化检测?

临床生物化学检测是指用生物或化学的方法对人的血液进行检查,生化检测项目包括:肝功能、肾功能、血脂、血糖、乳酸脱氢酶、肌酸激酶、电解质等。

三十六、电解质检测包括哪些项目?

电解质检测项目包括:钾(K^+)、钠(Na^+)、氯(Cl^-)、二氧化碳(CO_2)、钙(Ca^{2+})、镁(Mg^{2+})、磷(P)等。

三十七、肝功能检测包括哪些项目?

肝功能检测项目包括:总胆红素(TB)、结合胆红素(直接胆红素,DB)、未结合胆红素(间接

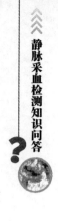
胆红素，IB)、丙氨酸氨基转移酶（ALT）、天冬
氨酸氨基转移酶（AST）、总蛋白（TP）、白蛋白
（ALB）、球蛋白（GLB）、碱性磷酸酶（ALP）、
γ一谷氨酰转肽酶（GGT）。

三十八、静脉血检测肝功能与超声检查肝脏的意义是否一样？

不一样。

肝功能需要抽取静脉血才能检测。检测项目包
括转氨酶（ALT、AST）、总蛋白、白蛋白、胆红
素等。其中，转氨酶反映肝细胞的损伤，总蛋白、
白蛋白反映肝脏的储备功能。

总体而言，肝功能检测主要反映肝脏功能的改
变。而超声检测主要是通过检查肝脏的外形、大
小、胆囊、门静脉，判断有无增生物及器质性占位
病变。在临床上，两种检查可以相互补充。

三十九、肾功能检测包括哪些项目?

肾功能检测项目包括:尿素(Urea)、肌酐(Cr)、尿酸(UA)、胱抑素 C(CYS C)。

四十、血脂检测包括哪些项目?

血脂检测项目包括:三酰甘油(甘油三酯,TG)、胆固醇(CHOL)、高密度脂蛋白胆固醇(HDL-C)、低密度脂蛋白胆固醇(LDL-C)等。

四十一、缺铁性贫血的血液检测包括哪些项目?

缺铁性贫血检测项目包括:铁蛋白(FER)、可溶性转铁蛋白受体(TfR)、转铁蛋白(TRF)、红细胞生成素(EPO)等。

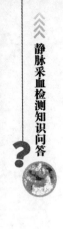

四十二、恶性贫血的血液检测包括哪些项目？

恶性贫血即巨幼细胞贫血，又称巨幼红细胞性贫血，在我国比较少见，常由内因子缺乏使维生素 B_{12} 吸收不良、营养不良或口服叶酸拮抗药等引起叶酸和/或维生素 B_{12} 缺乏所致。

恶性贫血的血液检测项目包括：抗内因子抗体（AIF）、叶酸、维生素 B_{12} 等。

四十三、类风湿关节炎血液检测包括哪些项目？

类风湿关节炎血液检测项目包括：抗环瓜氨酸肽抗体（CCP）、类风湿因子（RF）、抗"O"蛋白（ASO）、C反应蛋白（CRP）。以上项目可对风湿性关节炎或类风湿关节炎的鉴别诊断提供依据。

四十四、免疫全套检测能查出人体所有疾病吗？

不能。

免疫全套检测项目包括：①免疫球蛋白：IgG、IgA、IgM、IgE；②补体：C3、C4；③类风湿因子（RF）；④循环免疫复合物（CIC）；⑤抗核抗体（ANA）；⑥抗 dsDNA 抗体；⑦ENA 抗体谱；⑧T 淋巴细胞亚群。免疫全套检测并非覆盖所有免疫系统，而是一部分临床免疫学检测项目，所以不能查出人体所有疾病。

四十五、什么是血药浓度监测？

血药浓度监测通过检测特定药物在患者血浆中的浓度，用以评价药物疗效或确定给药方案，使给药方案个体化，以提高药物治疗水平，使临床安全、有效、合理用药。

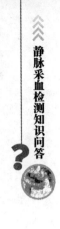

四十六、接受抗癫痫药物治疗的患者要做哪些药物的血药浓度监测?

　　抗癫痫药物一般应在第一次用药 1 至 2 周开始监测,采血时间为服药后 2 至 5 小时。需要做血药浓度监测的抗癫痫药物主要有以下四种。

1. 苯妥英钠

　　应在用药第 6 天后测量。静脉注射药物采血需在用药后 2 至 4 小时进行,口服药物采血需在服药后 3 小时进行。

　　临床意义:苯妥英钠为治疗癫痫大发作的首选药物,它可以阻止癫痫灶的异常放电及其向周围正常脑组织的扩散,对治疗癫痫大发作的疗效好。由于苯妥英钠的血药浓度与疗效和不良反应关系密切,又经常与其他癫痫药物合并使用,因此定期测定其血药浓度,有利于调整用药剂量,保证癫痫的治疗效果。

2. 卡马西平

　　应在用药第 6 天后测量。采血在服药后 3 至 6

小时进行。

临床意义：对部分复杂型精神运动性癫痫发作的疗效好，能改善患者的某些症状；对全身痉挛性强直大发作型和混合型的癫痫发作的疗效与苯妥英钠相似；对失神性癫痫发作的疗效不佳。

3. 丙戊酸

应在用药 6 天后测量。采血在服药后 3 至 6 小时进行。

临床意义：用于治疗失神性发作，对全身强直 - 阵挛性、单纯部分性和肌阵挛性发作也有效。丙戊酸的血药浓度与疗效及毒性反应相关，有很多因素影响丙戊酸的体内代谢过程，监测其血药浓度有利于临床合理用药。

4. 苯巴比妥

应在用药第 6 天后测量。采血在服药后 2 至 4 小时进行。

临床意义：能提高惊厥发作的阈值，增强 γ - 氨基丁酸（GABA）的功能及作用，限制癫痫灶异常放电，使脑电图上的癫痫波消失。苯巴比妥的血药浓度与治疗癫痫的疗效和不良反应有关，本身又是很强的药酶诱导剂，加之需经常与其他抗癫痫药物合并发挥作用，其血药浓度变化较难以预

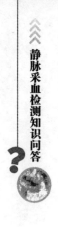

测，只能通过监测血药浓度来调节剂量。

四十七、器官移植术后患者要做哪些药物的血药浓度监测？

最常见的肝移植、肾移植和骨髓移植患者术后需服用抗排异反应药物，且必须长期、按时用药，需要监测患者体内血药浓度的药物主要有以下四种。

1. 环孢素

采血时间应在口服多剂量达到稳态后。谷浓度（C_0），口服下一剂量前立即采血；峰浓度（C_2）于服药后 2 小时采血。

临床意义：临床上，环孢素（Cs）广泛用于肾移植、肝移植和骨髓移植等器官移植术后的抗排异反应。由于环孢素的血药浓度既与免疫抑制作用的强度相关，也与对肾脏、肝脏的损害及其他毒性反应有关，而且环孢素的毒性反应和移植器官的排异反应的临床表现有相似之处，不易鉴别，故监测环孢素的血药浓度有利于提高移植器官的存活率，并能减少肾脏和肝脏的毒性反应的发生。

2. 他克莫司

采血时间应在口服多剂量达到稳态后。谷浓度（C_0）于口服下一剂量前立即采血，峰浓度（C_2）于服药后 4 小时采血。

临床意义：他克莫司（普乐可复，FK506）是一种真菌代谢产物，属大环内酯类药物。通过干扰钙离子依赖性信号传导途径，阻断 T 淋巴细胞激活，防止移植肾排斥反应。FK506 应用于以下两种情况：一是对于 Cs 不能控制的排异反应或 Cs 引起了肝毒性者；二是部分慢性排异反应患者。

3. 西罗莫司

采血时间应在口服多剂量达到稳态后。谷浓度（C_0）于口服下一剂量前立即采血。

临床意义：西罗莫司是一种大环内酯类免疫抑制剂，具有抗增殖和抗肿瘤的作用，目前临床上用于预防器官移植后的排异反应及自身免疫性疾病的治疗。

4. 霉酚酸

采血时间应在口服多剂量达到稳态后。门诊患者于服药前（0 h）、服药后 0.5 小时（0.5 h）、服药后 2 小时（2 h）和服药后 4 小时（4 h）分别采血。住院患者于服药前（0 h）、服药后 0.5 小时

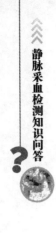

（0.5 h）、服药后 2 小时（2 h）和服药后 8 小时（8 h）分别采血。

临床意义：霉酚酸（MPA）是吗替麦考酚酯（骁悉）的活性代谢产物。霉酚酸在体内可以选择性地抑制 T 细胞和 B 细胞的活化增殖，从而抑制体内的细胞免疫和体液免疫过程，现已被广泛用于预防和治疗器官移植后的排斥反应及一些自身免疫性疾病。由于霉酚酸在患者体内的药代动力学有个体差异，其血药浓度又与药效成函数关系，因此对霉酚酸进行血药浓度监测，对减少不良反应，维持患者最佳免疫抑制水平很有必要。

四十八、什么是肿瘤标志物？有哪些临床价值？

肿瘤标志物是指特征性存在于恶性肿瘤细胞，或由恶性肿瘤细胞产生的生物活性物质，或指机体对肿瘤的刺激而产生的物质。肿瘤标志物能反映肿瘤发生、发展，监测肿瘤对治疗的反应。肿瘤标志物存在于肿瘤患者的组织、体液和排泄物中，能够用免疫学、生物学及化学的方法检测到，可作为早发现、早诊断、早治疗肿瘤的重要依据。

四十九、检测甲胎蛋白对诊断肝癌有何临床价值?

70%~95%的原发性肝细胞癌患者有甲胎蛋白（AFP）水平的显著增高，越是晚期，升高越明显。甲胎蛋白与绒毛膜促性腺激素（HCG）联合测定，可作为胚胎肿瘤的辅助诊断指标。AFP 中度升高也常见于酒精性肝硬化、急性肝炎以及乙肝病毒携带者。AFP 也可以作为妊娠妇女的监测指标，异常增高见于胎儿神经管缺陷、胎儿窘迫综合征和胎儿死亡。AFP、HCG 和雌三醇（uE3）联合监测是产前筛选唐氏综合征的首选指标。

五十、检测癌胚抗原对诊断结肠癌有何临床价值?

结肠癌患者癌胚抗原（CEA）水平通常很高。CEA 测定主要用于结肠癌的治疗和随访监测CEA。也可作为肺癌、乳腺癌等其他癌诊断、疗

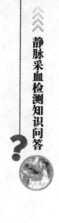

效评价和预后监测的参考指标。它与其他多种肿瘤标志物联合检测有助于灵敏度的提高。吸烟者也常见 CEA 升高。CEA 正常不能排除其他恶性疾病的存在。

五十一、检测糖类抗原 153 对诊断乳腺癌有何临床价值？

糖类抗原 153（CA153）是监测乳腺癌患者病程的首选肿瘤标志物，可用于乳腺癌患者的治疗效果和肿瘤复发的监测，其动态监测可用于二期和三期乳腺癌患者治疗后复发的早期诊断。联合监测癌胚抗原可以提高乳腺癌检测的灵敏度。但是，在患良性乳腺疾病和其他器官肿瘤的患者中也有相当数量的患者 CA153 水平升高。因此，CA153 不适合作为筛查和早期诊断指标。

五十二、检测糖类抗原 199 对诊断消化系统肿瘤有何临床价值？

糖类抗原 199（CA199）主要用于胰腺、肝、胆和胃癌患者的早期辅助诊断、监测治疗和复发诊断。CA199 的测定有助于胰腺癌（敏感性 70%～87%）的鉴别诊断和病情监测。对于肝、胆管癌，此项测定值提供 50%～75% 诊断敏感性。对于胃癌，建议做 CA724 和 CEA 联合检测。对于结、直肠癌和少数 CEA 阴性病例，CA199 检测有一定临床价值。由于黏蛋白主要从肝脏清除，某些患者出现轻微的胆汁淤积，即可导致血清 CA199 水平明显升高。CA199 升高也见于胃肠和肝的多种良性和炎症病变。

五十三、检测糖类抗原 125 对诊断哪些肿瘤有临床意义？

糖类抗原 125（CA125）升高可见于卵巢癌、

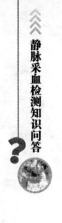

子宫内膜癌、乳房癌、胃肠癌和其他恶性肿瘤患者。CA125升高也可以见于多种妇科良性疾病和某些肝病，如卵巢囊肿、子宫内膜病、宫颈炎及子宫肌瘤、肝硬化、肝炎等。妊娠早期和其他良性疾病，如急、慢性胰腺炎，胃肠疾病，肾衰竭，自身免疫性疾病等可见CA125轻度升高。尽管CA125是非特异性的指标，却是当今用于监测卵巢上皮癌患者治疗效果、观察疾病发展过程的最重要指标。

五十四、检测糖类抗原724对诊断哪些肿瘤有临床意义？

糖类抗原724（CA724）是胃肠肿瘤患者病程和疗效观察的首选肿瘤标志物。CA724升高与肿瘤的分期有关系，也可以见于以下几种疾病：胰腺炎、肝硬化、肺病、风湿病、卵巢良性疾病、卵巢囊肿、乳腺病和胃肠良性功能紊乱等。与其他标志物相比，CA724最主要的优势是其对良性病变的鉴别诊断有极高特异性，尤其对良性胃肠疾病的诊断特异性达95％以上。

五十五、检测非小细胞肺癌相关抗原可监测肺癌病程吗?

非小细胞肺癌相关抗原(CYFRA21-1)是非小细胞肺癌(NSCLC)鉴别诊断和预后评估的首选标志物。其水平的升高与肿瘤的生长趋势有关,可以用于非小细胞肺癌及横纹肌浸润性膀胱癌的病程监测。此项目与神经元特异性烯醇化酶(NSE)联合检测更有临床价值,能够为肺内占位病变的良恶性鉴别诊断提供参考。

五十六、检测神经元特异性烯醇化酶能判断小细胞肺癌转移吗?

神经元特异性烯醇化酶(NSE)是监测小细胞肺癌和神经母细胞瘤的首选标志物。其与肿瘤转移部位或是否为神经系统转移无关,但与疾病的严重程度有很大的相关性。因此,NSE 是监测小细胞肺癌疗效与病程的有效标志物。

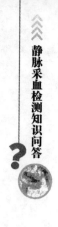

五十七、诊断前列腺癌的标志物有哪些?

总前列腺特异性抗原（total－PSA，t－PSA）是前列腺癌较特异的标志物，主要用于前列腺癌的早期诊断。由于 PSA 既存在于尿道旁和肛门旁腺体，也存在于乳腺组织以及乳腺癌等多种肿瘤组织中，因此，女性血清中也可以测出低水平的 PSA。男性前列腺切除后仍可以测出 PSA。游离型前列腺特异性抗原（free－PSA，f－PSA），是前列腺癌较特异的标志物，也用于前列腺癌的早期诊断、预后及治疗效果监测。t－PSA、f－PSA 及 f－PSA/t－PSA 值测定，有助于前列腺良性或恶性疾病的诊断和鉴别诊断以及预后判断。

五十八、血液检测可以查出哪些传染性病毒性肝炎?

病毒性肝炎有五种：甲型、乙型、丙型、丁型、戊型。其中，乙型病毒性肝炎（乙型肝炎、乙肝）、丙型病毒性肝炎（丙型肝炎、丙肝）、丁型病毒性肝炎（丁型肝炎、丁肝）主要是通过血液、体液等胃肠外途径传染。患乙型病毒性肝炎者也更易感染丙型病毒性肝炎。甲型病毒性肝炎（甲型肝炎、甲肝）、戊型病毒性肝炎（戊型肝炎、戊肝）则是通过食物、水经消化道传播（粪—口途径）。人体感染甲肝、乙肝、丙肝、丁肝、戊肝病毒后，均可通过血液检测查出相应抗原或抗体。

五十九、什么是乙肝两对半？

乙肝两对半是乙型病毒性肝炎病毒（以下简称乙肝病毒）标志物五项的简称，包括：乙肝病毒表面抗原（HBsAg）、乙肝病毒表面抗体（HBsAb）、乙肝病毒 e 抗原（HBsAg）、乙肝病毒 e 抗体（HBsAb）、乙肝病毒核心抗体（HBcAb）。

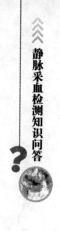

六十、乙肝病毒携带者的血液检测有何表现？

乙肝病毒携带者指感染了乙肝病毒，血液检测乙肝表面抗原（HBsAg）呈阳性，但肝功能正常，没有任何症状和体征者。

六十一、为什么乙肝病毒携带者要定期检测肝功能？

虽然乙肝病毒携带者无症状，肝功能无异常，但在临床实践中发现部分乙肝病毒携带者将发展为乙肝患者。为了及时了解病情变化，定期监测肝功能可以作为病情预后、治疗用药及指导生活方式的依据。

六十二、什么是乙肝"大三阳"？

乙肝"大三阳"指慢性乙型肝炎患者，或者乙肝病毒携带者体内乙肝病毒的免疫指标——乙肝病毒表面抗原（HBsAg）、乙肝病毒 e 抗原（HBeAg）、乙肝病毒核心抗体（抗-HBc）这三项在血液检测中呈阳性，简称"大三阳"。

六十三、什么是乙肝"小三阳"？

乙肝"小三阳"指慢性乙型肝炎患者，或乙肝病毒携带者体内乙肝病毒的免疫学指标——乙肝病毒表面抗原（HBsAg）、乙肝病毒 e 抗体（HBeAb）、乙肝病毒核心抗体（抗-HBc）三项阳性，简称"小三阳"。

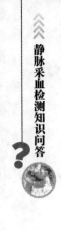

六十四、什么是乙肝病毒核心抗原？

乙肝病毒核心抗原（HBcAg）阳性，是乙肝患者具有传染性的标志。

六十五、丙型病毒性肝炎患者应定期做哪些血液检测？

丙型病毒性肝炎患者应定期做丙型肝炎病毒抗体（抗-HCV）和丙型肝炎病毒核糖核酸（HCV－RNA）检查，可为评价治疗效果提供依据。

六十六、血液检测可以查出患者是否患梅毒和艾滋病吗？

梅毒和艾滋病（获得性免疫缺陷综合征）除通过性接触和体液传播外，主要经血液及母婴传播，患者血液中有其抗原及抗体存在，所以血液检测可以查出。

六十七、疑似梅毒感染要做哪些血液检测项目？

（1）初筛梅毒标志物 TP。

（2）TPPA 确证梅毒标志物。

（3）为了制定药物治疗方案需要做梅毒血清学滴度试验（TRUST 滴度测定）。

六十八、疑似艾滋病感染需做哪些血液检测项目？

疑似艾滋病感染者应先到医院进行艾滋病病毒（人类免疫缺陷病毒，HIV）初筛抗体检测。如果检测结果阳性，必须到经国家认证具有艾滋病确诊资质的实验室进行复检。四川省及 21 个市（州）疾病预防控制中心、四川大学华西医院艾滋病确诊实验室，均可接受复检。

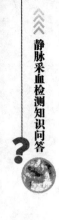

六十九、什么是艾滋病感染的窗口期？

从艾滋病病毒进入人体到血液中产生足够量、能用检测方法查出艾滋病病毒抗体之间的这段时期，称为"窗口期"。一般在感染 HIV 20 天以后才能检测到抗体。20 天以前机体尚处于未产生足够抗体的窗口期，艾滋病病毒抗体的检测结果多为阴性，故不能排除艾滋病感染。所以对怀疑感染 HIV 的患者，在初次检测结果呈阴性的情况下最好 20 天以后再采血检测一次。

七十、艾滋病患者为何要定期做血液检测？

确诊艾滋病后，患者在接受治疗中要定期检测。正规检测时间是确诊后分别在第 12 周采血检测一次，3 个月后采血检测一次，6 个月后采血检测一次。

七十一、输血前常规血液检测有哪几项?

为了受血者和输血者的安全,根据国家有关规定,输血前需要做以下检测:血常规、血型、肝功能、乙肝五项、丙肝抗体、艾滋病病毒抗体(HIV抗体)、梅毒螺旋体抗体检测。

七十二、什么是血型? 人类有几种血型?

血型是指血液成分(包括红细胞、白细胞、血小板)表面的抗原类型。通常所说的血型是指红细胞膜上特异性抗原类型,根据红细胞膜上的抗原类型,人类血型分为:A型、B型、O型和AB型。

七十三、为什么相同血型的人才能输血?

一般输血都需要血型相同,因为不同的血型,

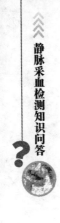

会引起溶血反应，危及生命。

七十四、哪些人不能献血？

（1）麻风病、艾滋病患者、HIV 携带者及其他性传播疾病患者。

（2）肝炎患者、乙肝病毒携带者、丙肝抗体阳性者。

（3）有过敏性疾病史及反复发作过敏者，如经常性荨麻疹、支气管哮喘、药物过敏，单纯性荨麻疹不在急性发作期可献血。

（4）结核病，如肺结核、肾结核、淋巴结结核及骨结核等患者。

（5）心血管疾病，如各种心脏病、高血压、低血压、心肌炎以及血栓性静脉炎等患者。

（6）呼吸系统疾病，如慢性支气管炎、慢性阻塞性肺疾病、支气管扩张、肺功能不全等患者。

（7）消化系统和泌尿系统疾病，如较重的胃及十二指肠溃疡、慢性胃肠炎、急慢性肾炎、慢性泌尿道感染、肾病综合征、慢性胰腺炎患者。

（8）血液病，如贫血、白血病、真性红细胞增多症及各种出、凝血性疾病患者。

（9）内分泌疾病或代谢障碍性疾病，如脑垂体及肾上腺疾病、甲亢、肢端肥大症、尿崩症及糖尿病患者。

（10）器质性神经系统疾病或精神病，如脑炎、脑外伤后遗症、癫痫、精神分裂症、癔症、严重神经衰弱等患者。

（11）寄生虫病及地方病，如黑热病、血吸虫病、丝虫病、钩虫病、囊尾蚴病（囊虫病）及卫氏并殖吸虫病（肺吸虫病）、克山病和大骨节病等患者。

（12）各种恶性肿瘤及影响健康的良性肿瘤患者。

（13）做过胃、肾、脾等重要内脏器官切除手术者。

（14）慢性皮肤病，特别是传染性、过敏性及炎症性全身皮肤疾病，如黄癣、广泛性湿疹及全身性银屑病（牛皮癣）等患者。

（15）眼科疾病，如角膜炎、虹膜炎、视神经炎和伴眼底变化的高度近视患者。

（16）自身免疫性疾病及结缔组织病（胶原性疾病），如系统性红斑狼疮、皮肤炎、硬皮病等患者。

（17）有吸毒史者。

（18）同性恋者、多个性伴侣者。

（19）体检医生认为不能献血的其他疾病患者。

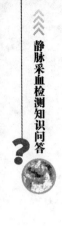

七十五、乙肝病毒携带者为什么不能献血？

乙肝病毒携带者即使肝功能正常，没有临床症状，但是血液中仍然有乙肝病毒，一旦健康人接触到这些含有乙肝病毒的血液，便会导致血液传播。因此，为了保证献血者的身体健康和受血者安全，国家卫生行政部门已经严格规定患有传染病如乙肝及乙肝病毒携带者等，都不允许献血。

七十六、艾滋病患者及 HIV 感染者为什么不能献血？

艾滋病到目前为止依然没有找到可以彻底治愈的方法，是一种可以通过血液直接传播的疾病，临床上也有过因为输血而传染艾滋病的事件发生。因此，艾滋病患者及 HIV 感染者绝对不能献血。

七十七、什么是空腹血？

空腹血是指患者 8 至 12 小时未进食（可少量饮水，但咖啡、茶、饮料除外）采集的血样。采血时间以上午 7 时至 9 时较为适宜。

有人提问：白天禁食 8 至 12 小时是否也可以采集空腹血？答案是不行。因为白天人体的心理、生理均处于活动状态，一些检查项目，特别是激素类物质，容易产生波动，故白天即使空腹 8 至 12 小时，也不能真实地反映空腹血检测指标的情况。

七十八、为什么有些血液检测项目需要采空腹血？

（1）生化检验的各项正常值，均是以正常人的空腹血所测得的数值为标准的。

（2）由于空腹（餐后 8 至 12 小时）时胃肠的消化与吸收活动已基本完毕，血液中的各种生化成分比较稳定，此时测得的各种数值可以比较真实地

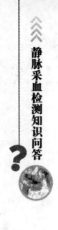

反映机体状态，进而有助疾病的诊断。

（3）空腹血的血清呈淡黄色，并且清亮透明。非空腹血其血清常浑浊，会影响生化检验结果。

七十九、是不是所有血液检测项目都需要空腹血？

不是。

一般来说，需要抽空腹血的实验室检验项目，大部分是生化检验的项目及少量免疫检验项目，如肝功能、血糖、蛋白质、血脂类等。

八十、空腹时间越长，血液检测结果越准确吗？

不是。

患者处于饥饿时间过久，若达 12 小时以上，血液成分会发生变化，从而导致某些检测结果异常。例如，血糖、三酰甘油（甘油三酯）、蛋白质等降低，血清胆红素、游离脂肪酸等增加。

八十一、采空腹血前喝水会影响检测结果吗？

空腹血要求采血前 8 至 12 小时未进任何食物，这期间只能限量饮用白开水（200～300 ml），但注意不要喝太多，不能进食任何含热量的食物和饮料，如咖啡、茶、果汁等，否则会造成血液成分改变。

八十二、检查血脂前三天患者要做哪些准备？

患者做血脂检测前三天应做如下准备：

（1）检测前三天避免高脂饮食；

（2）检测前两周内保持一贯的饮食习惯；

（3）感冒痊愈后再检测；

（4）检测前三天不能大量饮酒；

（5）检测前一天不要剧烈运动，采血前安静休息 5 至 10 分钟；

（6）血脂检查前以空腹 10 至 12 小时为宜。

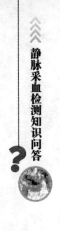

八十三、凭单次血脂检测结果异常可诊断为高脂血症吗？

不能。

每个人面临的心血管疾病的危险因素不同，血脂的标准值也是不一样的，不能一概而论，一定要请专业的专科医生进行综合分析，如被检者是否患有高血压、糖尿病，是否吸烟，等等。医生先进行心血管病的危险分层，根据分层结果来确定血脂治疗的目标值。也就是说，不同危险程度的患者，应有不同的血脂正常值。

八十四、"三高"是指哪三高？

高血脂、高血压、高血糖，简称"三高"。

1. 高血脂

血液中胆固醇（TC）和/或三酰甘油（甘油三酯，TG）过高或高密度脂蛋白胆固醇（HDL－C）过低。

2. 高血压

高血压是以体循环动脉血压增高（收缩压≥140 mmHg 和/或舒张压≥90 mmHg）为主要特征，可伴有心、脑、肾等器官的功能或器质性损害的临床综合征。

3. 高血糖

空腹血糖浓度高于 6.1 mmol/L，餐后两小时血糖浓度高于 7.8 mmol/L，称为高血糖。

八十五、什么是血糖？

血糖是指血液中的葡萄糖，血糖值表示血液中葡萄糖的浓度。每个个体全天血糖水平随进食、活动、情绪等情况变化会有波动。

血糖包括血清血糖、血浆血糖、全血血糖。

我国血糖测定主要以静脉血为主，以毛细血管末梢血为辅，而动脉血应用较少。诊断糖尿病时主张用静脉血浆测定。

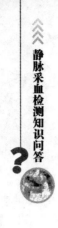

八十六、什么是空腹血糖?

空腹血糖(GLU)是指在空腹(至少 8 至 12 小时未进任何食物,少量饮水除外)早餐前采的血中葡萄糖的浓度。空腹血糖所检定的血糖值为糖尿病最常用的检测指标,反映胰岛 β 细胞(β 细胞)功能,也反映了基础胰岛素的分泌功能。

八十七、影响空腹血糖检测结果的因素有哪些?

1. 饮食因素

为保证第二天清晨空腹血糖的真实性,不要特意改变往日的饮食结构和习惯,晚餐一定要保持在平常状态。

2. 时间因素

测空腹血糖最佳时间为上午 8 时前后。有的患者为了就诊，早晨不吃不喝从家赶到医院，往往要等到上午 10 时后才采血，此时患者虽然处于空腹状态，但是受到生物钟的影响，胰高血糖素在 8 时之后已逐渐增高，即使不吃饭，血糖也会随之上升。所以，这时候测得的已不是真实的空腹血糖浓度，只能是随机血糖浓度。有的患者步行比较长的距离到医院，这样，测得的血糖浓度可能会比平时偏低；如果再遇到候检时间过长、心情不佳、情绪激动等，血糖浓度可能又会升高。对 1 型糖尿病患者，由于血液检测延迟或耽搁了早晨胰岛素的注射，则会导致所测量的血糖浓度明显升高。所以，在上述情况下所测得血糖浓度都不是真正意义上的空腹血糖。为此，建议患者尽可能在家或在附近社区卫生所完成空腹血糖检测，再进食、服药或打胰岛素后去医院就诊。

3. 运动因素

不合适的晨练是影响空腹血糖的常见原因。因为运动后血糖一般会下降。若血糖反而升高，那是由于运动需要能量供应，身体加快代谢所致。这些都是不真实的空腹血糖浓度。很多人喜欢先晨练再吃早饭，这种做法是不科学的，容易引发低血糖。最好在晨练前先吃些食物。对喜欢晨练者，检测运动前和运动后的血糖浓度，有助于寻找出一个适当

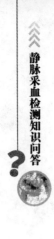

的运动量。

4. 药物因素

药物是影响空腹血糖浓度的重要因素。如果晚间胰岛素用量过大，可出现苏木杰现象——夜间低血糖，清晨空腹血糖异常升高。有的患者发现空腹血糖高，就有意少吃早餐，或者加服餐时降糖药，这样又会影响空腹或餐后血糖浓度。

注：苏木杰现象表现为夜间低血糖，早餐前高血糖。简单地说，也就是"低后高"现象。它主要是由于口服降糖药或胰岛素使用过量而导致夜间低血糖反应后，机体为了自身保护，通过负反馈调节机制，使具有升高血糖作用的激素（如胰高血糖素、生长激素、皮质醇等）分泌增加，出现血糖浓度反跳性升高。

5. 睡眠因素

美国科学家在实验中把睡眠时间分成三类：睡眠不足 6 小时，睡眠在 6 至 8 小时，睡眠超过 8 小时，以此观察睡眠时间对血糖浓度的影响。经过 6 年研究发现，每天睡眠不足 6 小时者，其血糖浓度从正常转变成异常的比例，比睡眠在 6 至 8 小时的人多 4.56 倍；睡眠超过 8 小时与睡眠在 6 至 8 小时的人空腹血糖没有差异。可见糖尿病患者每晚睡眠不足 6 小时，容易引起空腹血糖异常。要想获得真实的空腹血糖浓度，检测前一天晚上要保证大于 6 小时的睡眠时间。

6. 应激因素

心情不好、焦虑、抑郁、失眠、多梦都可能导致空腹血糖浓度高于平时，不能反映真实的治疗效果或病情。另外，急性感染或外伤等应激因素也会导致血糖浓度升高。还有的患者发生胃肠炎，恶心、呕吐不能进食，停止服药，有的患者认为不吃饭就不用注射胰岛素，因此导致严重高血糖。这些情况下测得的空腹血糖浓度，都不能反映真实的空腹血糖。

7. 监测方法及血糖仪

操作血糖仪或监测方法不正确，血糖仪不合格或长时间没有校正，试纸过了有效期、质量不过关，等等，都会影响血糖检测结果。

静脉采血检测知识问答

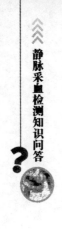

八十八、什么叫低血糖？哪些人容易
发生低血糖？

低血糖是指成年人空腹血糖浓度低于2.8 mmol/L。

长期使用胰岛素的人群，或者长期饮食不规律的人群等都是低血糖高发群体。另外，保健药物的使用一定要明确，一些保健药物中添加了降糖药，也可以引起低血糖。

八十九、低血糖有哪些症状？

低血糖的表现有出汗、饥饿、心慌、颤抖、面色苍白等，严重者还可出现精神不集中、躁动、易怒甚至休克等。

九十、发生低血糖应如何自救、互救?

1. 自救

若出现低血糖症状,可立即补充吸收快的含糖食物。如含糖饮料、糖果、饼干、糕点、馒头等,量不宜多,饮料 50～100 ml,糖果 2 或 3 颗,饼干 2 或 3 块,糕点 1 个,馒头半两至 1 两。低血糖时不宜喝牛奶,不宜吃巧克力、瘦肉等以蛋白质、脂肪为主的食品。

2. 互救

发现糖尿病患者有意识障碍,或口服食品受限者,要及时与 120 联系或送急诊科救治。

九十一、什么是口服葡萄糖耐量试验?

口服葡萄糖耐量试验(OGTT)是全世界统一用来确诊糖尿病的试验。试验通过检测空腹血糖及

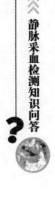

口服无水葡萄糖后的血糖水平,以了解机体糖代谢有无异常。具体要求如下。

1. 测定时间

测定时间分别在进餐前及进餐后半小时、1 小时、2 小时、3 小时。

2. 进餐种类及进餐量

遵医嘱口服 75 g 无水葡萄糖粉或口服 100 g 标准白面馒头。已确诊糖尿病的患者口服 100 g 标准白面馒头。

3. 进餐时间

采集完空腹血糖后立即进食。进食 75 g 葡萄糖粉需用 300 ml 白开水溶化后饮用,5 分钟内完成进食;进食 100 g 白面馒头可饮用少量白开水,5 分钟内完成进食。

4. 计算餐后采血时间

餐后采血时间均以开始吃第一口食物的时间起算。

九十二、哪些人需要做口服葡萄糖耐量试验？

有以下情况之一者应考虑做口服葡萄糖耐量试验：

（1）疑似糖尿病，单凭血糖检测结果不能确诊者；

（2）已确诊糖尿病，需检测血糖峰值、胰岛素分泌功能、C肽等需做全面评估的患者；

（3）糖尿病高危者的筛查；

（4）尿糖阳性者的鉴别诊断；

（5）疑有妊娠糖尿病者的确诊；

（6）糖耐量减低者的随访观察。

九十三、哪些人不能做口服葡萄糖耐量试验？

（1）有发热、感染等应激状况。

（2）服葡萄糖后恶心、呕吐者。

（3）血糖浓度已明显升高者。

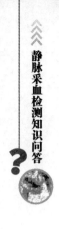

九十四、哪些糖尿病患者适宜自我检测血糖?

（1）使用口服降糖药控制血糖的糖尿病患者；

（2）实行胰岛素强化治疗的糖尿病患者；

（3）用胰岛素治疗的糖尿病患者；

（4）血糖不稳定的糖尿病患者；

（5）反复出现低血糖和酮症的糖尿病患者；

（6）妊娠糖尿病患者；

（7）肥胖患者；

（8）其他需监测血糖者。

九十五、末梢血检测在糖尿病自我管理中的优点有哪些?

末梢血的采血部位包括手指、耳垂、足跟等，其中手指血血糖监测是糖尿病患者家庭自我管理的常用方法。其优点是方便、易操作、可靠、重复性好、痛苦小；可反映实时血糖浓度，及时发现高血糖，预防控制低血糖；评估生活事件和降糖药物对血糖浓度的影响；能帮助医生及时掌握患者病情变化，为制订个体化生活方式，调整治疗方案，提高生活质量提供依据。

九十六、什么是糖化血红蛋白?

糖化血红蛋白（HbA$_{1c}$）是人体血液中红细胞内的血红蛋白与血糖结合的产物。血糖和血红蛋白结合生成的糖化血红蛋白是不可逆反应，并与血糖浓度成正比，且保持 120 天左右，可以用以观测检测前 120 天的血糖浓度。糖化血红蛋白测试通常可以反映患者近 8 至 12 周的血糖控制情况，是衡量血糖控制的"金指标"，也是诊断和管理糖尿病的重要依据。

目前我国将糖尿病患者糖化血红蛋白的控制标准定为 6.5％以下。

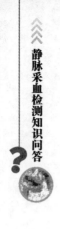

九十七、为什么糖尿病患者要定期检测血糖?

(1) 血糖比尿糖检测更准确。

(2) 可更简捷地防止高血糖及低血糖的发生。

(3) 可更好地掌握自身的血糖浓度变化。

(4) 有助于制订最佳治疗指标。

(5) 有助于及时调整治疗方案,为改善治疗状况提供依据。

(6) 有助于提高患者生活质量,改善身体状况。

(7) 有利于观察空腹及餐后血糖的达标情况。

(8) 有助于减少或降低并发症发生的风险。

九十八、糖尿病患者复诊复检前能吃降糖药吗?

糖尿病患者复诊复检前是否吃降糖药,具体情况应遵医嘱。为了反映患者药物治疗血糖控制的真实情况，同时也为了避免因停药而引起血糖浓度波动，患者在检测血糖浓度的当天应当根据医嘱常规用药。

九十九、为什么要定期复诊复检？定期复诊复检的流程有哪些？

医生给予患者药物和其他辅助治疗或者手术治疗后，并不是就诊完全结束，对于每一名患者来说，这是治疗疾病的开始。作为一名患者还应该做到以下三个方面：一是依从性要好，即按照医生的具体要求，持续地进行疾病的治疗；二是能将治疗过程中的临床表现改变、症状改善和药物的作用状况，及时反馈给自己的医生；三是按照具体情况，能够定期找医生复诊，让医生对病情和治疗后的改善情况做出客观的评估，以便制订下一步的治疗方案。

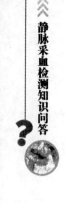

一〇〇、血液检测报告在个人健康管理中有何作用？

　　健康体检者的血液检测报告可反映体检者近期身体的状况，患者的血液检测报告可客观、完整、连续地反映患者的病情变化及治疗过程，因此应妥善保管血液检测报告。

　　生活中，我们可以以家庭为单位建立个人健康档案，将每一位家庭成员的个人健康体检或与病情相关的血液检测报告进行分类管理。按时间或种类分类均可。

参考文献

[1] 王丽君. 静脉采血后局部淤血相关因素及防护对策 [J]. 临床心身疾病，2015，21：394－395.

[2] 田广波. 婴幼儿不同部位采血技术的探讨 [J]. 中国现代药物应用，2015，09（08）：260－261.

[3] 李桂荣. 老年人静脉采血的问题及对策 [J]. 中国医药指南，2015，13（10）：280－281.

[4] 曹晓丹，王蕾，金惠玉，等. 静脉采血后不同按压方式及不良反应发生的现状分析 [J]. 中国民康医学，2014，26（13）：119－120.

[5] 张晓美. 门诊静脉采血后皮下淤血的分析与对策 [J]. 中国卫生产业，2014，12（16）9－10.

[6] 吴文湘，刘朝辉. 我国女性性传播感染发病现状和防治策略 [J]. 中国实用妇科与产科杂志，2014，30（9）：657－659.

[7] 孔惠敏，秦凤菊，王艳华. 论医务人员对血源

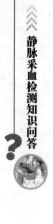

性传播疾病感染的预防［J］. 中国民康医学，
2014，26（20）：95－129.

［8］张路. 人类血型［J］. 协和医学杂志，2014
（3）：311.

［9］蔡春梅. 静脉采血拔针后按压针眼时间的比较
［J］. 医学理论与实践，2013，26（12）：
1658－1659.

［10］齐丽艳. 关于糖尿病的新诊断标准与分型
［J］. 当代医药论丛，2013，11（1）：195.

［11］成昌盛，龚秀琴，黄美，等. 门诊患者采血
晕针反应的影响因素及预防对策［J］. 护理
学报，2011（12）：57－58.

［12］邱雯慧，周雷，潘夏蓁，等. 不同部位末梢
血糖和静脉血浆血糖值的比较［J］. 护理学
报，2011（24）：61－62.

［13］李绍萍. 特殊人群静脉采血的方法与技巧
［J］. 西南军医，2009，11（06）：
1176－1177.

［14］夏开萍. 肿瘤患者静脉采血穿刺失败原因分
析及对策［J］. 当代护士（学术版），2009
（10）：91－92.

［15］高树芳. 静脉采血穿刺局部压迫止血方法的
改进［J］. 首都医药，2008（22）：30.

［16］韩云斐，陈小萍. 门诊真空采血晕针、晕血

的观察及处理［J］.实用临床医学，2008
（09）：64.

［17］刘红凤，常生军.采血感染的预防与控制
［J］.中华医院感染学杂志，2007，17（06）：
714－715.

［18］郭运红.肘部与前臂、手背静脉采血的比较
［J］.齐齐哈尔医学院学报，2007，28（23）：
2893－2894.

［19］任守琴，李雅立.门诊静脉采血护理及预防
交叉感染［J］.内蒙古医学杂志2004，36
（06）：477.

［20］宋有平.人类血型知识简介和应用［J］.中
学生物学，2004（2）：7－9.

［21］汪年松，唐令诠，竺艳娟，等.维持性血液
透析患者感染乙型和丙型肝炎对肝功能的影
响［J］.中华传染病杂志，2002，20（6）：
363－365.

［22］王秀娟，崔文娴.乳腺癌根治术后患侧上肢
的早期康复护理［J］.医学理论与实践，
2003，16（01）：94.

［23］孙洁群.肥胖患者静脉采血成功的护理体会
［J］.国际医药卫生导报，2001（09）：106.

静脉采血检测知识问答

71

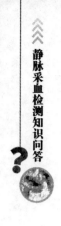

编后语

　　《静脉采血检测知识问答》以大众看得懂、学得会、用得上为目的，针对门诊患者经常咨询和存在的问题，采用一问一答的形式向大众普及静脉采血检测知识。以指导患者做好采血前准备事项，保证血样质量；增强患者血液检测采血后风险意识，预防采血后并发症发生。

　　本书由四川大学华西医院门诊静脉采血中心护士集体选题、分头编写。力求问题解答有理论依据，有实践经验；叙述深入浅出，通俗易懂；内容有针对性，实用性强。

谭明英

2017 年 3 月